AF402399

ÉTUDE CLINIQUE

SUR LE

TÉTANOS IDIOPATHIQUE

PAR

Édouard ARNOULT,

Docteur en médecine de la Faculté de Paris,
Ancien interne provisoire des hôpitaux.

PARIS

A PARENT, IMPRIMEUR DE LA FACULTÉ DE MÉDECINE

29-31, RUE MONSIEUR-LE-PRINCE, 29-31.

1877

ETUDE CLINIQUE

SUR LE

TÉTANOS IDIOPATHIQUE

INTRODUCTION.

Peu de sujets, en pathologie, ont été plus étudiés, plus explorés que le tétanos ; et pourtant, peu de sujets sont restés, en dépit des investigations, aussi peu connus que celui-ci l'est encore. Ni l'anatomie pathologique, ni la physiologie n'ont pu jusqu'à ce jour faire sortir cette grave affection du groupe des névroses dont pourtant le cercle tend manifestement à se rétrécir. Les auteurs se bornent sur ces questions à l'énumération de faits anatomiques disparates, d'hypothèses parfois risquées qui ne sauraient constituer une description magistrale. Nous avons étudié tout dernièrement le savant article de M. le Dr Richelot qui est en cours de publication dans la *Revue des sciences médicales*, et qui résume si complètement les travaux publiés sur cette question. Il résulte de l'exposé qu'il y fait des incertitudes, du peu de constance et d'unité des lésions anatomiques du tétanos, que le champ de cette affection reste ouvert aux théoriciens. Aussi peut-on voir qu'ils ne font point défaut.

L'auteur que venons de citer assimile le tétanos idiopathique au tétanos traumatique. Leur pathogénie doit être, en effet, la même, mais dans l'état d'obscurité où se trouve la question, nous croyons qu'il importe de créer des groupes. C'est pour cela que nous avons rassemblé des faits cliniques sortant d'une même famille. Le tétanos idiopathique est d'un pronostic moins grave que le tétanos traumatique. L'apparition du tétanos après l'action du froid est presque toujours rapide; elle se fait quelquefois attendre fort longtemps dans le tétanos traumatique. N'y a-t-il pas là déjà des éléments suffisants pour créer une forme pathologique?

Ce que j'ai eu surtout en vue, c'est d'attirer l'attention sur quelques points relatifs à l'étiologie, à la température et au traitement de cette maladie.

J'aurais voulu compléter ce travail sinon par des recherches anatomiques, au moins par l'exposé des principaux travaux publiés sur cette partie du sujet; mais une pareille tâche nous eût entraîné trop loin, et, je me suis décidé à ne donner que l'étude clinique du tétanos idiopathique. Que M. le Dr Blachez veuille bien recevoir ici l'expression de toute notre gratitude pour l'extrême obligeance avec laquelle il a mis à notre disposition ses observations et ses documents.

ETIOLOGIE

Le titre ce cette thèse aurait pu être remplacé par celui de : *Tétanos à frigore*. Nous ne l'avons pas fait parce que ç'eût été préjuger la question. Nous voulions du reste pouvoir montrer que tous les tétanos idiopathiques reconnaissent pour principale cause l'action du froid.

C'est. en effet, le froid qui domine entièrement ici, l'étiologie. Quand on étudie avec soin les accidents des malades atteints de tétanos, il est aisé de remonter à cette seule et véritable cause. Le patient est souvent le premier à vous l'indiquer. L'un était en sueur : une pluie froide survient qui le pénètre et le saisit. Un autre passe subitement d'une atmosphère chaude dans une atmosphère froide et quelques heures après il est pris de trismus. Un troisième se sent brusquement refroidi, je dirai en quelque sorte frappé par un coup d'air froid.

Dans un grand nombre de cas, la cause est instantanée. C'est ce qui a permis à certains auteurs de rapprocher le tétanos à frigore du tétanos traumatique et même de les identifier. C'est un « coup de froid » qui impressionne les houppes nerveuses superficielles au même titre qu'une blessure impressionne les nerfs d'une plaie. C'est là une manière de voir fort ingénieuse assurément, mais il faut bien le dire, hypothétique. D'ailleurs ceux qui ont écrit sur le tétanos traumatique n'ont peut-être pas assez

tenu compte de l'influence du froid. Certains auteurs dont on ne saurait contester la compétence,
Briard de Beauregard, Demarquay, Bardeleben (Jac-
coul), ont même été jusqu'à dire que dans tous les
tétanos traumatiques, la cause occasionnelle était le
froid, et la plaie la cause prédisposante. Presque
toujours, en effet, les blessés sont exposés aux in-
tempéries ; le froid, la pluie les surprennent sans
qu'il leur soit possible de s'en garantir. De plus,
sous le coup d'une excitation nerveuse anormale,
sous l'influence des fatigues, de l'hémorrhagie, de
la douleur, l'organisme tombe au-dessous de son
taux physiologique (batailles de Bautzen et de la Mos-
kowa). Que sur ce terrain déjà pathologique vienne
à tomber le refroidissement, le tétanos éclate.

Cette influence du froid sur le développement de
la maladie est établie par ce fait que le tétanos est
d'autant plus fréquent que le climat offre des variations de température plus nettement tranchées
C'est ce qui nous explique sa fréquence dans les îles
et sur le littoral des pays chauds, comme à Cuba, à
la Guyane, au Sénégal. Là, d'excessives chaleurs
règnent pendant le jour : des nuits froides leur
succèdent, durant lesquelles une rosée, abondante
comme la pluie, mouille le sol.

Mais cette action du froid, quelle est-elle dans
son essence ? Il est fort difficile de l'expliquer, mais
il est aussi fort difficile de la nier. Cette cause si
frequemment invoquée, paraît, à cause de cela même,
un peu banale. C'est un lieu commun étiologique où

le malade conduit peut-être un peu facilement le praticien, mais dont celui-ci doit savoir juger la valeur.

On a dit que les émotions violentes, la peur principalement (Erischsen), pouvait déterminer le tétanos. Nous n'avons pas trouvé dans les observations de faits bien probants en faveur de cette opinion.

On a admis que le tétanos pouvait régner épidémiquement ; cela revient au fond à dire qu'un groupe d'individus peut être simultanément atteint de tétanos dans une même région sous l'action de la même cause thermique. Il en est alors du tétanos comme des oreillons, qui sont épidémiques au même titre.

Les auteurs ont également recherché quelles pouvaient être, au point de vue du sexe, de l'âge et de la race, les influences causales du tétanos. Le sexe masculin paye au tétanos une dette bien plus considérable que le sexe féminin ; et cela s'explique sans peine, si l'on réfléchit combien l'homme est plus exposé que la femme aux variations thermiques. Ziemssen donne à ce sujet le résultat des statistiques allemandes et anglaises. Elles portent malheureusement sur toutes les formes de la maladie.

	CAS.	HOMMES.	FEMMES.
Friederieh...	252	210	4
Curling......	128	112	16

Le tétanos chez les enfants est assez fréquent surtout dans certains pays ; mais ce tétanos, nous l'avons déjà dit, constitue une forme spéciale (trismus neo-natorum) qui ne pourrait rentrer dans notre sujet qu'autant qu'il surviendrait neuf jours après l'accouchement, c'est-à-dire après la cicatrisation complète de l'orifice ombilical et la chute du cordon. Or on sait qu'il devient rare après cette époque.

C'est de 15 à 30 ans que le tétanos se rencontre le plus fréquemment. En consultant les observations, il ne nous a pas été donné d'en rencontrer une seule où le malade eût plus de 40 ans. Au contraire, ce sont des sujets jeunes encore qui sont atteints.

Bien que dans nos observations les malades' avant le début de l'affection, aient joui d'une santé satisfaisante, il n'en est pas moins vrai que tout ce qui peut troubler et affaiblir l'économie devient une cause prédisposante et met l'organisme en état de réceptivité. C'est ce qui nous explique l'opinion des auteurs qui font jouer à *l'impaludisme* un rôle prépondérant : « Valleix, Reiss, Sanquer, Thèse de Paris, 69. » Toutefois le Dʳ Conor (Thèse de Paris 70), objecte que, dans les pays tels que la Cochinchine et la province de Gabon, où l'influence paludéenne règne en maîtresse, le tétanos spontané est très-rare.

Quant à l'influence des races, il est admis généralement que les nègres sont plus souvent atteints que les hommes de la race blanche. Ne faudrait-il pas voir là l'influence des lieux ? Je ne sache pas que les nègres qui habitent notre continent soient plus sujets que nous au tétanos *à frigore*. Les nègres d'Amérique, ceux d'Afrique habitent le plus souvent des contrées où l'on observe précisément les variations thermiques que nous avons indiquées plus haut. De plus, généralement peu vêtus, ils sont plus que tout autre peuple soumis à l'influence pernicieuse des climats intertropicaux.

SYMPTOMES

On observe dans le mode de début bien des variétés. Les auteurs jusqu'alors n'ont fait que les indiquer. Il importe pourtant de bien les connaître afin de pouvoir et de savoir agir à temps et d'en déduire, s'il est possible, le pronostic. Je crois qu'ils peuvent se grouper autour de deux types : 1° le malade est pris de frisson, fièvre, malaise, courbature; 2° une manifestation convulsive, trismus, roideur de la nuque, des lombes, est le premier symptôme observé. On a signalé aussi, quoique plus rarement, la douleur à l'épigastre (Hardy et Béhier), la dysphagie qui s'observent quelquefois pendant tout le cours de la maladie, symptômes qui à la rigueur peuvent s'expliquer par le tétanisme du diaphragme et de l'œsophage.

La première forme est la plus rare ; quant à la dernière, c'est celle que nous voyons consignée dans presque toutes nos observations.

Chacun de ces modes de début peut être plus ou moins brusque dans son apparition. C'est parfois quelques heures seulement après l'impression du froid que le malade se sent atteint, comme dans le cas de ce soldat qui, après s'être chauffé à la machine d'un navire, remonte sur le pont où l'air était humide et froid. Comme encore dans le cas de ce jeune américain (de Mirbek) qui étant en sueur reçu un verre d'eau froide à la figure. Généralement dans le tétanos *a frigore* le début de l'affection est assez rapproché de l'impression causale ; il ne se fait guère attendre plus d'un ou deux jours. Il est assez rare également dans cette forme de tétanos de voir les phénomènes convulsifs arriver d'emblée à leur summum dans les muscles les premiers atteints ; c'est le plus souvent une difficulté pour ouvrir la bouche, une certaine gêne dans les lombes et dans la nuque. Le malade n'y prend point garde et vaque comme d'habitude à ses occupations jusqu'au moment où les contractures de faibles sont devenues fortes et l'empêchent d'ouvrir la bouche et de se plier.

Ce début de l'affection qui est subaigu est celui qu'il nous a semblé le plus souvent observé dans nos climats tempérés, mais, nous l'avons dit, dans les climats chauds le tétanos peut être foudroyant.

Dans la grande majorité des cas, c'est par les muscles de la mâchoire que commence la maladie par le trismus.

Peu à peu la maladie se confirme, les muscles les premiers contracturés se contracturent plus violemment encore, puis à côté des premiers de nouveaux se prennent à leur tour. C'est alors que la prédominance d'action des muscles d'une région fait plier le tronc dans un sens ou dans l'autre, d'où les dif-

férentes attitudes du corps auxquelles depuis Hypo-
crate et Galien l'habitude a consacré les noms d'*o-
pisthotonos* quaud ce sont principalement les extenseurs du corps qui sont pris, d'*emprosthotonos* quand
ce sont les muscles fléchisseurs, de *pleurosthotonos*
quand ce sont les muscles latéraux. Le nom d'*ortho-
tonos* a été réservé au cas où les fléchisseurs et les
extenseurs étant également contracturés et se con-
trebalançant, le corps du patient pouvait être soulevé comme une statue (Trinka).

Les muscles de la face tétanisés donnent à la
physionomie un caractère étrange (rires sardoniques
des auteurs). Sur le malade de l'observation n° 2,
le facies était grimaçant par suite de la contraction
des muscles orbiculaires des yeux, des orbiculaires
des lèvres, des buccinateurs et des zygomatiques.
Les globes oculaires sont parfois agités de mouvements convulsifs.

Les muscles des membres sont souvent aussi tétanisés; les muscles des cuisses et des jambes plus
souvent que ceux du membre supérieur. Ceux-ci
sont rapprochés du tronc par les pectoraux.

Cette tétanisation des muscles produit l'exagéra-
tion de leurs reliefs; leurs tendons sont saillants,
durs et fortement accusés, le corps des muscles est
également d'une consistance ligneuse, ce dont on
peut se rendre parfaitement compte en touchant les
masséters.

Ces contractions sont généralement douloureuses.
La douleur se fait principalement sentir au niveau

des insertions musculaires, sur les apophyses épineuses, à l'angle inférieur de la mâchoire, sur un point de la cage thoracique, etc. La flexion latérale a même été imputée à cette douleur.

Outre l'élément permanent de la contraction musculaire qui jamais ne cède complètement, il y a un élément paroxystique. Il est plus ou moins accusé suivant les malades. Chez quelques-uns la sensibilité réflexe est tellement exagérée que le moindre mouvement, le frôlement du drap, le souffle le plus léger peuvent les faire naître. C'est au mo ment de ces crises qu'apparaissent dans toute leur effrayante réalité les attitudes mentionnées plus haut. En même temps les douleurs redoublent et le corps se couvre de sueurs, ce qui explique l'éclosion de nombreux sudamina.

Cette tétanisation des muscles n'est pas sans entraver le jeu des organes. Les paroxysmes dans les masséters produisent du mâchonnement et souvent du ptyalisme ; la parole est embarrassée, mal articulée, souvent incompréhensible. Par suite de la contraction des muscles abdominaux, le thorax est immobilisé par en bas, les muscles inspirateurs et expirateurs sont contracturés; il n'en faut pas tant pour expliquer la gêne de la respiration et pour la cyanose de la face que tend encore à produire la contracture des muscles cervicaux. Les liquides, alors même qu'ils peuvent être introduits dans la bouche, sont quelquefois difficilement déglutis, la parole est embarrassée et la salive s'écoule parfois, surtout dans les-

mouvements qui précèdent les paroxysmes. Les droits et les obliques de l'abdomen aplatissent le ventre et compriment les intestins; quelquefois les matières sont expulsées au moment d'une recrudescence. Des hernies peuvent se produire (malade de l'observation n° 2).

Pendant tout le cours du tétanos. durant les paroxysmes les plus douloureux, l'intelligence reste intacte. Ce n'est que dans les cas rapides graves et où les paralysies se montrent que le malade délire.

Tel est l'ensemble clinique de l'état du malade lorsque le tétanos est confirmé.

Que deviennent pendant ce temps le pouls et la température ? Ils offrent des caractères spéciaux sur lesquels il importe de nous arrêter ; la température surtout, dont on s'est beaucoup occupé dans ces dernières années, sera le sujet d'une examen particulier.

Pouls. — Le pouls dans le tétanos *a frigore* oscille aux environs de la normale. Nous avons comparé dans trois observations (obs. 1, obs. 2, obs. de M. Bouchard) la marche du pouls. Il suit généralement la température dans les ascensions et dans les chutes.

Au moment des paroxysmes, il augmente de 10. 20 pulsations; aux approches de la mort, il devient petit, irrégulier et atteint quelquefois alors les chiffres de 170, 180 pulsations par minutes, signalée par Ziemssen.

Température. — Cette question de la température a été vivement discutée par les pathologistes dans ces dernières années. Elle fut indiquée pour la première fois par De Haen, en 1765. C'est que, pour les uns comme pour les autres, elle a une extrême importance. Nous nous attacherons surtout à montrer que la température peut rester normale ou aux environs de la normale dans le tétanos, et qu'elle ne saurait reconnaître pour cause ni le nombre des muscles contracturés, ni l'intensité de leur contraction.

Chez le sujet de l'observation n° 2, durant toút le cours d'un tétanos où ces manifestations convulsives étaient aussi étendues que possible avec trismus opisthotonos, nous n'avons remarqué aucune ascension thermométrique. Le jour de son entrée à l'hôpital il y avait, il est vrai, une légère élévation, le thermomètre marquait 38° sous l'aisselle ; ce fut pendant toute la durée de la maladie le seul écart de la normale. Que dire après cela de l'assertion de ceux qui ont avancé que dans le tétanos l'élévation de température était constante. Voilà certes un fait clinique qui parle bien haut contre cette opinion dont M. le Dr Thomas (Thèse du doctorat, 1876) s'est fait le défenseur. Il est vrai que toutes ses observations, sauf une, portent sur des tétanos traumatiques ; mais comme il ne spécifie pas la forme du tétanos, qu'il parle du tétanos en général, sa conclusion ne saurait être rigoureusement vraie.

L'utilité de faire du tétanos *a frigore* une étude à

part semble encore ressortir de ces faits. L'élévation de la température, comme il l'établit fort bien,
peut reconnaître pour cause, dans le tétanos trau-
mautique, soit une complication du côté de la plaie,
soit une malaladie intercurrente, soit enfin dans les
cas mortels, et, aux approches de la mort, une lé-
sion pulmonaire. Mais toutes ces causes productri-
ces de la chaleur n'existent pas dans le tétanos idiopathique, alors pourquoi l'assimiler au tétanos
traumatique? La conclusion, pour être complètement
juste, n'aurait dû porter que sur cette dernière
forme.

Wunderlich montra le premier que, dans le tétanos, la température pouvait rester normale, oscil-
ler plus ou moins ou atteindre le chiffre énorme de
44° 75 (Wunderlich). Il montra aussi que la température pouvait s'élever après la mort. Dans notre
observation 3, la température avait subi dans la
dernière journée une élévation considérable de 2° 8.
Il est vrai que ce cas semblait rentrer dans ceux où
il existe des complications pulmonaires.

L'élévation thermométrique qui se produit dans
certains cas dans le tétanos a donné lieu à plusieurs
interprétations physiologiques. M. le professeur
J. Béclard enseigne qu'un muscle à l'état de contraction produit de la chaleur. Cette donnée physiologique servit à expliquer les ascensions thermomé-
triques que l'on observait dans le tétanos. De la
somme des contractions musculaires réunies, résulte pour les partisans de cette théorie un emma-

gasinement de chaleur dans l'économie. Naturelle-
ment ils devaient être conduits à admettre que :
plus il y a de muscles tétanisés, plus il y a de chaleur produite.

Cette théorie est en contradiction avec les faits
cliniques. C'est qu'en effet il existe chez certains
malades des manifestations tétaniques fort nombreuses et très-intenses et chez qui pourtant le thermomètre ne donne aucune indication ; il y a plus,
quand la mort approche dans le tétanos, il n'y a
généralement plus de contractions et pourtant le
thermomètre accuse des chiffres élevés. Enfin, d'a-
près Arloin et Tripier (Arch. de physiologie, 1870),
si l'on examine la température avant et après les
spasmes, l'on n'observe aucune différence appréciable. Nos observations viennent donc battre en brèche
la théorie de la contraction musculaire comme cause
productrice de la chaleur dans le tétanos.

L'insuffisance de la théorie que nous venons d'exposer en fit naître une autre fort ingénieuse à coup
sûr, mais qui non plus, elle, n'est pas à l'abri de
toute objection.

M. le professeur Peter (*Bulletin de la Société médicale des Hôpitaux* 1868) s'attache à démontrer
que « les ascensions thermiques dans le tétanos surviennent dans les dernières heures de l'existence et
continuent encore à croître durant la demi-heure qui
suit le dernier battement cardiaque. » C'est pour
cet auteur le résultat de l'asphyxie. Le sang, en
arrivant dans les alvéoles pulmonaires, chez l'homme

sain, perd de son calorique et se refroidit ; quand il n'y vient plus qu'imparfaitement, la chaleur s'accumule dans le torrent sanguin, d'où : augmentation thermométrique.

Si chez quelques malades la température affecte cette marche (notre observation 3, sous beaucoup de rapports, se rapproche de ce qu'enseigne le professeur Peter), il en est d'autres où la gêne respiratoire existe dès le début, et chez qui pourtant la température n'a que peu ou point augmenté.

Enfin la marche que M. Peter assigne au tétanos grave est loin d'être constante ; la température peut être élevée dès le début (voir observation 1) sans menace d'asphyxie ; elle peut l'être durant toute la maladie et pourtant le sujet peut guérir (Ziemssen).

Sans vouloir rien préjuger, nous dirons que l'explication actuellement la plus autorisée est celle qui consiste à admettre que la chaleur émane d'un centre régulateur qui, soit directement, soit par l'intermédiaire des vaisseaux, produit ces effets sur l'économie ; au fond, tout cela est encore bien hypothétique.

MARCHE, TERMINAISON, PRONOSTIC.

On décrit généralement un tétanos aigu et un tétanos chronique, mais ces deux expressions, d'après Ziemssen, ne donnent pas une idée exacte de la marche de la maladie ; pour cet auteur, c'est comme si l'on disait que le rhumatisme aigu est celui qui tue, le rhumatisme chronique celui qui

guérit. Pour nous, nous dirons que cette maladie
peut se rattacher à tro : types. Elle est *foudroyante,
rapide* ou *lente*. La première forme ne s'observe
guère dans nos climats ; les manifestations tétaniques arrivent en quelq es instants à leur summum, et le malade peut être tué dans un laps de
temps qui varie entre un quart d'heure et quelques
heures. Les deux autres se rencontrent, toutes
choses égales d'ailleurs, plus souvent dans nos contrées. Dans la forme *rapide*, le malade peut être em-
porté en quatre ou cinq jours, alors les paroxysmes
redoublent d'intensité, deviennent plus fréquents et
sont très-douloureux (forme hyperalgique de Trastour), la respiration s'embarrasse de plus en plus,
puis surviennent des paralysies. Le malade a de l'incontinence des urines et des fèces ; l'intelligence
restée presque intacte s'altère ; d'autres fois le malade meurt en possession de toutes ses facultés.

La forme lente, la moins grave, peut présenter le
même mode de début que la précédente ; plus généralement cependant les contractions apparaissent
avec lenteur. Le trismus est pendant quelque temps
la seule manifestation, puis d'autres muscles se
prennent, et le tétanos se confirme vers le cinquième
jour.

Kussmaul a décrit une forme de tétanos dite
abortive, qui serait caractérisée par la longue durée ainsi que par le peu d'intensité des contractions toniques et leur extension à un grand nombre
de muscles. Il n'y aurait point de paroxysmes. Ce

tétanos guérit toujours, mais cette forme n'a été observée que dans le tétanos traumatique.

Si la maladie marche vers la guérison, ce qui arrive fréquemment, dans la forme lente les paroxysmes diminuent de fréquence et d'intensité, les muscles deviennent moins durs et surtout les muscles de la mâchoire, du cou et de l'abdomen. Enfin tout rentre dans l'ordre après quinze jours, trois semaines ou un mois.

On a dit que les récidives étaient fréquentes ; s'il en est ainsi, le malade devra se garder, dans les premiers temps au moins qui suivent sa guérison, de s'exposer au froid.

D'une façon générale, le tétanos idiopathique, bien que grave, est cependant moins fatal que le tétanos traumatique,

La fréquence et la violence des paroxysmes, l'apparition d'un strabisme même léger (Wunderlich) ont été considérés comme d'un fâcheux augure. De plus, quand il y a de la dysphagie et quand le malade est pris d'étouffements à chaque tentative de déglutition, le pronostic est grave (Lawrie).

Le tétanos traumatique est d'autant moins dangereux qu'il survient plus longtemps après la blessure ; en est-il de même pour le tétanos idiopathique après l'action du froid sur l'économie ? Les observations ne sont pas toujours bien nettes à ce sujet. Il est probable que les choses se passent de la même manière, mais il vaut mieux, pour le moment, s'abstenir de toute assertion.

Nous venons de voir que l'accélération du pouls avait été considérée de tout temps comme d'un mauvais pronostic, l'élévation de la température est un signe extrêmement fâcheux ; tant qu'elle ne s'élève pas au-dessus de 38°, on peut espérer sauver le malade, mais quand ce chiffre est dépassé, quand elle arrive à 40° et au delà, tout espoir est perdu. Cependant si la colonne mercurielle a 39°, oscille aux environs de ce chiffre et ne poursuit pas sa marche ascendante (observation 1), il n'y a encore rien de grave ; mais il peut arriver que la température soit d'abord peu élevée (observation 3), et que subitement, en douze heures, elle atteigne un chiffre considérable. Il est vrai que dans le cas auquel nous faisons allusion il y avait complication pulmonaire.

Il résulte de tout cela que la recherche de la température doit être faite avec soin pour pouvoir agir à temps par une médication appropriée ; et aussi pour donner au praticien le plus de certitude possible dans le pronostic qu'il devra porter.

DIAGNOSTIC

Quand la maladie est confirmée, il n'est guère possible d'hésiter dans le diagnostic du tétanos, les contractions musculaires, les paroxysmes douloureux sont véritablement typiques ; mais il n'en est pas de même au début. Parfois il n'y a que quelques groupes musculaires de pris, alors le diagnostic peut être difficile.

Parmi les affections avec lesquelles les classiques font le diagnostic du tétanos figurent la tétanie, l'empoisonnement par la strychnine, la méningite, la rage, l'éclampsie ; nous y ajouterons pour notre compte personnel le trismus qu'on voit survenir dans le rhumatisme musculaire des masséters.

Dans la tétanie, la contracture porte surtout sur les extrémités. Je ne connais point de cas de tétanos dont le début aurait été marqué par des contractions musculaires dans les extrémités. L'extension de la maladie aux membres supérieurs est même relativement assez rare pendant le cours de la maladie.

La méningite cérébro-spinale s'accompagne de troubles généraux graves qui ne se voient que dans le tétanos où l'intelligence reste nette. C'est surtout par l'ensemble clinique que se fera ici le diagnostic. De plus, dans la méningite, existent des phénomènes cérébraux, vomissements caractéristiques, délire, troubles oculaires, paralysies diverses des nerfs crâniens qui ne se rencontrent pas dans le tétanos.

L'empoisonnement par la strychnine ou tétanos toxique diffère du tétanos ordinaire par le début graduel : trismus, roideurs de la nuque, et enfin en ce que le tétanos vrai n'offre point de rémissions complètes comme l'on en observe dans l'empoisonnement par la strychnine. D'autres auteurs se sont servis de l'élévation de la température pour établir un diagnostic différentiel entre ces deux affections :

ce signe n'a pas grande valeur ; nous avons vu, en effet, que dans le tétanos la température peut être très-peu élevée.

Le tétanos pourrait encore être confondu avec quelques névroses convulsives. La phase de convulsion tétanique de l'épilepsie est trop courte pour que l'on puisse penser avoir affaire au tétanos, même dans le cas d'attaques imbriquées.

L'urémie peut aussi, dans quelques cas, donner lieu à des crises tétaniformes. Les antécédents et surtout l'examen des urines, qui ne doit jamais être négligé dans ce cas, serviront comme signe de diagnostic.

Il suffit de signaler l'hystérie pour l'éliminer immédiatement. Le clou et la boule histerique, l'anesthésie pharyngienne et cutanée suffiraient pour éclairer l'esprit, s'il pouvait y avoir hésitation.

Le diagnostic du tétanos, au début, quand il n'y a encore qu'un peu de trismus, doit avoir à compter avec le rhumatisme musculaire des muscles de la mâchoire, masséter et temporel.

Dans un cas que nous avons dernièrement observé chez un de nos amis, l'hésitation était vraiment permise. A la suite d'un bain de vapeur, le corps encore tout en sueur, il avait été mouillé ; le soir même, il fut pris de malaise, et le lendemain la roideur des muscles de la mâchoire était telle que le patient ne pouvait passer la langue. L'exploration est douloureuse et les mouvements de la mâchoire impossibles. Les masséters sont ligneux. Il y a de l'inappétence, du malaise, mais pas de fièvre. Durant quinze jours l'état reste à peu près le même. Quelques douleurs apparaissent dans les masses musculaires des lombes, des fessiers et des épaules. Il guérit complétement par le salicylate de soude. Mon ami avait eu trois mois auparavant les oreillons. La marche, l'absence de généralisation des contractures pouvaient seules mettre sur la voie.

Nous venons de passer en revue différentes affections avec lesquelles le tétanos peut être confondu ; toutefois Ziemssen, dans son travail déjà cité, cherche à établir le diagnostic avec des malades qui n'ont ou qui ne peuvent avoir quelques points de ressemblance si éloignés avec le tétanos que nous ne les citerons que pour mémoire et sans nous y arrêter : Angine, maladie des gencives, parotidites, arthrite temporo-maxillaire, lumbago et enfin la paralysie agitante. On doit avouer que si parfois la maladie de Parkinson peut débuter par cette raideur de la tête et du cou, elle n'arrive qu'en dernier lieu.

En somme, le diagnostic du tétanos n'est point difficile. Les convulsions toniques, avec les différentes attitudes qu'elles produisent, les spasmes paroxystiques caractérisent trop nettement la maladie pour que le clinicien ne reconnaisse pas rapidement cette affection.

TRAITEMENT.

Le tétanos, comme toutes maladies dont la pathogénie est peu ou pas connue, a donné lieu à une foule de traitements plus ou moins rationnels ou empiriques dont la plupart sont aujourd'hui tombés dans un profond oubli. Le grand nombre des médicaments qu'on a tour à tour essayés contre cette terrible affection est la preuve la plus évidente de leur inefficacité, et c'est là sans doute la raison qui a fait penser à bon nombre de chirurgiens des plus éminents que le tétanos était au-dessus des ressources de la thérapeutique. Nous n'admettons point cette opinion, que nous trouvons trop absolue, et, sans croire à l'efficacité constante, à l'infaillibilité du traitement que nous préconisons, nous pensons cependant qu'il est appelé à rendre de grands services au médecin et au chirurgien, et, qu'en tous cas, il doit toujours être essayé.

Mais, avant de donner les raisons qui nous le font préférer, nous devons passer rapidement en revue les principales médications que l'on a jusqu'à ce jour employées.

On sait que le père de la chirurgie française, A. Paré, mit un de ses malades pris de tétanos sous une couche de fumier, que celui-ci y resta trois jours et qu'il en sortit guéri, après avoir eu « un flux de ventre et une grosse sueur. »

Dans ces dernières années, un chirurgien anglais.

Crumpe, a vu cesser des crampes tétaniques quelques heures après l'ingestion d'une variété de mouches vénéneuses dont il connaissait l'action toxique stupéfiante. Le malade guérit complètement. (Observations « On the musculum venenosus, and on « its use in tetanus. — The Dublin, *Journal of med.* sc., octob. 1872.)

Le *mercure* a été souvent donné, mais sans succès, du moins lorsqu'il a été employé seul. Larrey, Grégor se sont élevés avec beaucoup de raisons contre cette pratique.

Les *saignées* ont été également d'un fréquent usage, et sans plus de succès. Nous les regardons comme absolument inutiles et fort dangereuses le plus souvent. Elles ne font, en effet, qu'augmenter l'anémie chez un malade qui y est déjà trop prédisposé, et elles amènent rapidement la cachexie.

L'*acide formique*, l'*acide prussique*; le *musc*, la *valériane* ont été inutilement essayés. Le *tabac* en lavement (Curling) et le *curare* (Vella, Chassaignac, Ad. Richard), dont l'emploi n'est pas à l'abri de tout danger, la *fève de Calabar* (H. Coote, Giraldès, Eben Watson, Ziemssen) n'ont pas donné de résultats bien satisfaisants.

L'*opium* à haute dose et ses succédanés auraient donné des améliorations passagères et même durables, mais, outre qu'il en faut des doses énormes (un malade de Murray prit en quelques jours 600 grammes de laudanum sans que cette dose incroyable produisît immédiatement ni sommeil ni résolution du spasme.—Accarias, thèse de Paris 1853), l'opium présente l'inconvénient d'augmenter la constipation et d'élever la température, ce qui n'est point sans danger pour le malade. On connaît quelques cas de guérison obtenus par le sirop de morphine associé à des *bains de vapeur* (Leclerc, thèse de Paris 1872).

La *belladone*, associée au calomel et aux boissons chaudes et diaphorétiques, a donné quelques succès (Vial, *Bulletin de thérapeutique*, 1848). Employée en frictions et associée à des *bains prolongés*, elle a guéri un trismus violent (Mavel, *Gazette des Hôpitaux*, 1850).

L'*ammoniaque* à haute dose (15 et 20 grammes dans les 24 heures) revendique également divers succès contre le tétanos idiopathique survenu à la suite de refroidissements brusques (Mac-Auliffe, thèse de Paris 1866).

Le *bromure de potassium* n'a point donné les résultats que l'on en avait espérés, bien qu'il ait produit, dans certains cas, de notables améliorations. Peut-être ne l'a-t-on pas essayé avec assez de suite.

L'*éther* en potions et en inhalations, et surtout le *chloroforme* en inhations fréquentes et prolongées, ont à leur actif divers cas de guérison de tétanos spontané (Forget, Barth, Baudon, *Bulletin de thérapeutique*, 1848 51). Dans l'observation de Baudon le malade a pris des *bains chauds*.

Le *chloral* est certainement le médicament qui compte le plus de succès et dont l'action est le moins incertaine ; mais ce n'est point un spécifique et son action est loin d'être infaillible. C'est le meilleur agent que l'on ait pour abolir la sensibilité réflexe et diminuer l'excitabilité de la moelle. A ce titre, il doit être recommandé, et, si l'on ajoute qu'il est un hypnotique pur et simple, qu'il a sur l'opium l'immense avantage de ne pas élever la température, mais au contraire de la diminuer notablement, on comprendra qu'il offre de grands avantages et qu'il peut, plus que toutes les médications précédentes, donner au médecin l'espoir de sauver le malade. (Voir Vulpian : cours de pathologie expérimentale, leçons sur le chloral. In journal, l'Ecole de médecine 1874 ; Jourdaa, thèse de Paris 1874 ; Gontier, thèse de Paris 1874 ; Chopard, thèse de Paris 1876).

Citons enfin l'*électricité* qui compte quelques succès, mais qui souvent aussi n'a fait qu'aggraver l'état du malade ; l'acide *salicylique* qui a guéri un cas de tétanos rhumatismal (Wunderlich, Archives der Heilkunde, 1876), et nous arriverons au traitement qui nous occupe et que nous voudrions voir employer plus fréquemment qu'on ne le fait, le traitement par les *bains chauds*.

Ce n'est pas là un traitement nouveau, et, sans remonter à Hippocrate, qui conseillait les bains contre le tétanos, on peut se convaincre, en parcourant les auteurs, que les bains chauds ont été mainte fois essayés contre cette affection, et cela non sans succès. Mais alors, nous dira-t-on, pourquoi cette méthode a-t-elle été abandonnée ? C'est que, pensons-nous, elle n'a jamais été instituée d'une manière suivie et vraiment méthodique ; c'est que les bains chauds ont été souvent associés à d'autres médications qui ont eu tout le bénéfice du succès ; c'est qu'enfin les bains froids et les bains de vapeur, qui ont été concurremment employés, ont largement contribué à jeter sur les bains chauds la défaveur qu'ils avaient seuls méritée.

Les bains froids, en effet, ne sont point sans inconvénients et, s'ils ont donné de bons effets à Pomme, Tissot, Currie, Gianini ; s'ils ont l'avantage d'abaisser la température, ils ont souvent aussi le grave inconvénient de rallumer les paroxysmes, d'autant que le froid est, comme nous l'avons dit, la cause principale sinon la seule cause du tétanos, Cependant Wright dit que dans les Indes occidentales les ablutions d'eau froide sont très-souvent employées et donnent d'excellents résultats ; mais on a la précaution, immédiatement après l'ablution de mettre le malade dans une chambre chauffée et dans un lit bien chaud.

Les bains de vapeur auraient sur les bains chauds l'avantage de pouvoir être donnés sans changer de place le malade. Il est vrai qu'ils sont un peu excitants. Mais leur action sur la circulation a pour effet d'élever la température et de produire des phénomènes d'excitation tant générale que locale, tous phénomènes qui peuvent avoir une influence fâcheuse sur la marche de l'affection.

La médication par les *bains chauds* au contraire,
que l'on a employés à diverses époques contre le
tétanos, et que Ziemssen appelle la méthode française, présente les avantages suivants : 1° elle a
une action sédative sur le pouls ; 2° elle calme l'excitation nerveuse ; 3° elle relâche la peau et les
muscles ; 4° elle porte au sommeil ; 5° elle abaisse
la température. Les bains chauds n'ont pas l'inconvénient des bains froids et des ablutions froides, ni
l'inconvénient des bains de vapeur. Loin de produire l'anorexie, ce qui est le grand inconvénient
du chloral à haute dose, ils excitent plutôt l'appetit
et, si l'on a soin de soutenir les forces du malade
par une alimentation appropriée, on n'aura pas à
craindre l'état de faiblesse et de debilité dans
lequel pourraient le plonger les bains chauds et
répétés.

La température de ces bains doit être de 30° à
35° centigrades ; leur durée peut varier de une
demi-heure à deux heures et même plus.

Le seul inconvénient qu'ils présentent, c'est qu'il
n'est pas toujours facile d'y placer les malade quand
ceux-ci se trouvent dans un état de contracture
extrème : mais on pourrait l'éviter, croyons-nous,
ave des baignoires plus longues et plus profondes
dans lesquelles on placerait le malade étendu sur
un plan incliné.

Si donc, comme nous croyons l'avoir démontré,
le pronostic s'assombrit à mesure que la température s'élève, les bains chauds à 34° ou 35° qui ont

pour effet d'abaisser la température, nous paraissent, mieux qu'aucune autre médication, répondre
à l'indication thérapeutique. Nos deux observations
sont d'ailleurs concluantes à cet égard, car si les
bains chauds ont pu faire descendre la température
de 0°,6, alors qu'il n'y avait pas hyperthermie, il y
a tout lieu de croire qu'ils produiraient un abaisse-
ment de température plus notable s'il y avait hyperthermie.

D'ailleurs, dans les nombreuses observations que
nous avons lues et qui indiquent l'usage des bains
chauds, bien que l'état de la température n'ait pas
été constaté avant et après le bain, nous avons remarqué qu'une grande amélioration, et souvent le
sommeil survenaient à la suite du bain (Obs. de
Ranc, in thèse d'Accarias. Paris, 1853; thèse de
Leclerc, Paris, 1872). Nous devons également signaler trois cas de guérisons par les bains chauds
seuls ou associés aux opiacées et au chloroforme
(Baudry, *Bulletin de thérapeutique*, 1851; Bourgeois,
Gazette des hôpitaux, août 1874).

Aussi, sans vouloir regarder la méthode des bains
chauds comme une méthode absolument héroïque,
et sans repousser complètement toutes les autres
médications, le chloral surtout qui peut produire et
a souvent produit d'excellents effets, nous croyons
devoir recommander l'emploi des bains chauds.

Il est à peine utile d'ajouter qu'il faut soutenir le
malade, et que, si l'on ne peut rien lui faire prendre
par suite de l'état de contracture des mâchoires, il

faut avoir recours aux lavements alimentaires et surtout à la sonde œsophagienne.

Il faut également veiller à la liberté des garde-robes et donner des lavements purgatifs s'il en est besoin.

Observation I. Recueillie à l'hôpital Necker (service de M. le Dr Blachez.)

Jacquemet, âgé de 55 ans, entre à l'hôpital le 12 juin 1877 ; garçon de lavoir, il transporte tous les jours du linge mouillé sur ses épaules.

Il y a deux mois, il eut une entorse qui l'obligea de garder le lit pendant huit jours, puis il put reprendre son travail.

Il y a six jours, cet homme fut pris de vives douleurs dans tout le côté droit et il éprouvait en même temps de la raideur dans les mâchoires et dans le cou ; il marchait la tête renversée en arrière, la poitrine bombée. Le lendemain, la difficulté de la mastication s'accentua, et il éprouva une certaine gêne dans les mouvements de la langue ; la déglutition des aliments solides était impossible et celle des liquides devint de plus en plus difficile, de telle sorte qu'il ne peut boire aujourd'hui que par petites gorgées. Il prit un purgatif.

Aujourd'hui, le malade n'écarte que difficilement les mâchoires de 1 centimètre et demi environ ; il éprouve des douleurs au niveau de l'insertion inférieure des masséters, qui sont contracturés ainsi que les temporaux. Le dos est fortement cambré (en sellure). Lorsqu'il veut se remuer dans son lit, il survient de la raideur des jambes et des bras, la tête se renverse en arrière (opisthotonos). Les muscles des parois abdominales sont contracturés et ne se laissent pas déprimer.

Le malade éprouve, sous l'influence de la moindre émotion, des accès très-douloureux de contractures dans les membres ; la douleur est surtout très-vive au niveau des insertions supérieures des adducteurs. Ces accès se manifestent aussi spontanément pendant le sommeil, ils durent une demi-minute environ, puis les membres se distendent.

Il a des sueurs abondantes ; de fréquents mouvements d'expansion, et besoin d'air. T. 39, P. 80.

Le 13. La contracture des mâchoires a augmenté au point de ne plus laisser introduire entre les dents le manche d'une cuiller. Le malade ne peut toujours pas s'asseoir dans son lit il parle moins facilement qu'hier; il n'a pas de points douloureux à la pression le long de la colonne vertébrale ; pas de vomissements. L'intelligence est nette, la soif est vive ; il y a de la constipation, l'urine est normale. T. du matin, 39°. P. 100. T. du soir, 37°,6. P. 100.

Traitement : 16 ventouses scarifiées le long de la colonne vertébrale. 2 verres d'eau de Sedlitz. Bromure de potassium, 5 gr.; 3 pots de limonade. Bouillon et vin.

Le 14. Même état ; le ventre est cependant plus tendu. T. 39°. P. 92.

Traitement : Bromure de potassium, 6 gr. Pulvérisation d'éther le long de la colonne vertébrale.

Le 15. Les crises sont moins fréquentes et moins douloureuses. Temp. du matin, 39°,4. P. 92. T. du soir, 39°,4. P. 92.

Traitement : Bromure de potassium, 6 gr. Lavement chloral, 5 gr.

Le 16. Les mâchoires sont dans le même état, les crampes dans les membres inférieurs reviennent moins souvent d'une manière spontanée, mais elles se produisent encore quand on approche de son lit ou quand il veut faire un mouvement, se mettre sur le côté ; les douleurs sont plus vives dans la jambe droite ; les mouvements de latéralité du cou sont possibles, mais ceux de flexion sont très-limités, il y a cependant de l'amélioration.

Les urines sont rendues sans difficulté ; le malade va à la selle.

T. du matin, 38°,6. P. 92. T. du soir, 38°,2.

Le 17. Les crampes ont été moins fréquentes pendant la nuit et le malade a mieux dormi. T. 38°,2.

Traitement : Lait, purgatif. Lavement chloral, 5 gr.; bromure, 6 gr.

Le 18. Les mouvements du cou sont devenus plus faciles T. 38°,6.

L. 19. La langue est sèche.

Les crampes ne sont pas plus fréquentes, mais elles sont plus douloureuses ; la douleur est plus vive surtout à la partie antérieure de la cuisse, il semble au malade que ses muscles vont se rompre. Les accès surviennent toujours sous l'influence des mouvements, de l'émotion aussi bien que spontanément pendant le sommeil, ils durent une demi-minute en viron et reviennent tous les quarts-d'heure.

Ils surviennent aussi pendant la miction et la défécation. La déglutition des liquides est facile, le malade peut boire dans un verre. La mâchoire s'ouvre un peu plus.

Traitement : Bain de deux heures à 35° ; lavement chloral, 4 gr.; bromure, 6 gr.

Le 20. Le bain a produit un bon effet ; les crampes sont moins fréquentes et moins douloureuses ; la jambe droite est dans la demi-flexion. T. 38°,2.

Traitement : Bromure, 6 gr.; lavement chloral, 4 gr.; injection de morphine, 2 centigr.

Le 21. Le malade a bien dormi, il n'a été réveillé que cinq ou six fois la nuit par des accès de contracture qui restent très-douloureux, surtout à la partie antérieure des cuisses, il ne souffre pas dans l'intervalle ; la mâchoire s'écarte davantage. T. 38°,8. P. 108.

Même traitement que la veille.

Le 22. T. 37°,8.

Le 23. Les accès de contracture sont plus douloureux et s'accompagnent de gêne de la respiration. T. 37°,4.

Traitement : Le bromure est abandonné. Sirop de chloral, 160 gr. Bain de deux heures, à 35°.

Le 24. La raideur des membres a diminué ; le ventre est toujours très-tendu.

Le malade a bien dormi. T. 37°,4.

Sirop de chloral, 160 gr.

Le 25. Il va beaucoup mieux ; les accès ont disparu hier soir, cependant il en a un très-léger au moment où l'on s'approche de son lit. Les mâchoires s'ouvrent facilement ; la déglutition est plus facile ; la tête se fléchit. Quand on engage le malade à s'asseoir dans son lit, les muscles sacro-lombaires cèdent et les fesses s'appuient bien sur le lit, mais il ne réussit pas encore complètement à se mettre sur son séant. Le ventre est moins tendu, les cuisses et les jambes sont tenues fléchies. T. 37°,2.

Arnoult.   3

Traitement : Sirop de chloral, 160 gr.

Le 26. La nuit a été bonne ; il n'a pas eu d'accès de contracture et en a uu au moment de la visite. Le ventre est dur, teudu ; le malade ne peut pas s'asseoir comme hier. L'appétit revient. T. 37°.

Traitement : Sirop de chloral, 80 gr.

Le 28. Les accès ont reparu, mais au nombre de 7 à 8 seulement dans les vingt-quatre heures. Le malade ne peut pas encore s'asseoir complètement dans son lit.

Traitement. Bain de deux heures. Sirop de chloral, 40 gr.

2 juillet. Les accès ont disparu ; il n'y a plus de trismus ; les mouvements de la tête sont libres. Le malade peut resier assis dans un fauteuil et faire quelques pas. Les parois abdominales ne sont pas entièrement relâchées. Il y a encore un peu de dysphagie.

L'urine est normale ; les selles sont faciles et régulières ; l'état général est satisfaisant.

Traitement : Sirop de chloral, 40 gr.

Le 4. Suppression du chloral. Sirop de diacode.

Le 8. Plus de dysphagie.

Le dos repose en entier sur le lit, mais les muscles des parois abdominales restent contracturés. Les jambes se meuvent bien et le malade peut se promener, mais il ne peut encore s'asseoir sur son lit sans aide, et ne garde cette position que les reins soutenus par des oreillers.

L'appétit est bon et le malade dort bien.

Le 9. Départ sur sa demande.

OBSERVATION II. Recueillie à l'hôpital Necker (service de M. le Dr Blachez.)

Omet, Pierre, 26 ans, terrassier, entre le 14 septembre, à l'hôpital Necker (salle Saint-Louis, n° 9).

Ce malade, né dans la Meuse, paraît avoir toujours eu une bonne santé ; il est à Paris depuis 2 ans, et exerce la profession de carrier ; il ne paraît pas avoir d'habitudes alcooliques. Depuis plusieurs mois, il est employé comme journalier à des travaux de terrassement. Il fait remonter le début de l'affection qui l'amène à l'hôpital, au 7 septembre ; ce jour-là, il fut absolument trempé par une forte averse. La nuit fut bonne

néanmoins, il dormit, mais le lendemain, 8 septembre, il
ressentit dans la journée une certaine difficulté à ouvrir la
bouche et à mâcher les aliments ; deux jours après, le 10 septembre, la raideur apparaissait dans les muscles du cou, puis,
le 11, dans les épaules ; s'étendait le 12 aux jambes, et attei-
gnait le ventre et la poitrine le 13 ; enfin, le malade ne pouvant se remuer que très· difficilement, se décide à entrer à
l'hôpital.

A la consultation, nous sommes frappés de la raideur avec
laquelle il se déplace, de la difficulté ou plutôt de l'impossibilité dans laquelle il se trouve de tourner la tête. Le soir,
Om... est dans l'état suivant : Couché sur le dos, il est tran-
quille ; les membres sont étendus et la tête légèrement renversée en arrière : les yeux paraissent excessivement petits
par suite du resserrement marqué des paupières ; les muscles
qui entourent l'orifice buccal sont tous tendus et durs ; il en
est de même des masséters qui offrent une consistance ligneuse.
Par suite, il est impossible au malade d'écarter les dents de
plus de 1 centimètre 1|2 ; la parole est sensiblement gênée
par cette tension des buccinateurs, orbiculaires, zygomatiques, etc., et Om... parle lentement et difficilement. Les muscles pectoraux sont également dans un état de tension perma-
nente, et leur bord externe se dessine fortement sous la peau,
les muscles de la nuque présentent la même rapidité ; il y a
impossibilité absolue d'exécuter le mouvement de rotation de
la tête. Si la poitrine est immobilisée, le ventre ne l'est pas
moins ; les muscles abdominaux sont tendus fortement, très-
durs et résistants ; la percussion n'est pas sensiblement douloureuse. Quant aux jambes, Om... peut les remuer, mais
lentement, péniblement, comme les bras, et lorsque les membres sont dans l'extension, on remarque que les muscles du
mollet, les tendons du creux poplité, les muscles de la cuisse,
sont dans un état permanent de rigidité appréciable même à
la vue par le relief qu'ils font sous la peau.

Malgré ces contractures, la température axillaire est seulement de 38°, le pouls bat à 75, et il y a 27 respirations par
minute. Om... se plaint surtout de ne pas pouvoir mâcher et
de ne pouvoir avaler que des liquides ; le sommeil est léger,
mais il n'y a aucune agitation ; les pupilles sont égales, pas de
céphalalgie, pas de douleurs lombaires violentes. Le malade
a été à la selle le matin même.

En l'absence de tout traumatisme dans les commémoratifs, le diagnostic porté est celui de *tétanos spontané.*

Le 15 septembre. Même état ; le malade a dormi : P. 66. T. A. 37°,4. Le masséter du côté gauche est sensiblement plus tendu que celui du côté droit. Prescription : potion avec chloral, 4 gr.

Le 16. L'état n'est pas sensiblement modifié ; l'écart des arcades dentaires n'est ni plus facile, ni plus étendu ; il y a eu une selle ; les urines sont rendues sans difficulté, la vessie n'est pas distendue. P. 64. T. A. 37°,2. Soir, P. 70. T. A. 37°,6. Prescription du matin : potion avec chloral, 6 gr.

Le 17. La tension est toujours aussi forte ; le malade se plaint de ne pas pouvoir avaler autre chose que des potages et on les met au régime lacté partiel. P. 64. T. A. 37. Prescription : potion avec chloral, 4 gr., un quart de lavement avec chloral, 4 gr. Soir. P. 66. T. A. 37°,4.

Le 18. Il y a eu dans la matinée quelques exacerbations que le malade désigne sous le nom de crises ; c'est la première fois que cela se produit ; alors, en même temps que la tension était plus forte, il y avait de la douleur, tandis que le malade ne ressent habituellement qu'un endolorissement général. Ces crises ne duraient que quelques minutes. T. A. 37°,2. P. 66. Même prescription ; eau-de-vie allemande 30 gr., le malade n'ayant pas eu de selle depuis deux jours. Le soir, P. 68. T. A. 37°,6.

Le 19. Il n'y a pas eu d'exacerbation nouvelle, mais aucune détente ne s'est produite. Même difficulté à plier les jambes, à lever les bras, à ouvrir la bouche, à tourner la tête. Prescription : Potion avec chloral, 6 gr. Un quart de lavement avec chloral, 4 gr. P. 64. T. A. 37°,2. Soir, P. 68. T. A. 37°,4.

Le 20. Om... est très-endormi, mais la tension n'est pas modifiée. Le pouls reste à 66 ; la température à 37°,6. Prescription : un quart de lavement avec chloral, 4 gr. Potion avec chloral, 6 gr., et potion avec bromure de potassium, 4 gr. Soir, P. 64. T. A. 37,8.

Le 21. La somnolence est très-marquée : Om... répond aux questions, mais lentement, machinalement; pas de modification dans l'état local; on continue le chloral (8 gr. en potion, 4 gr. en lavement) et le bromure : 4 gr. en potion. P. 64. T. A. 37°,2. Soir, P. 66. T. A. 37°,6.

Le 22. P. 68. T. A. 37°,4. Le malade a été endormi toute la journée et toute la nuit; il ouvre un peu moins difficilement la bouche; la tension des pectoraux et du ventre est la même; les jambes se plient un peu moins difficilement; mais le tronc et le bassin ne se meuvent que d'une seule pièce, absolument comme le premier jour. Soir, P. 66. T. A. 37,8.

Le 24. Même état; la prescription du 22 et celle du 23 a été la même que celle du 21 ; pendant ces deux jours, il y a eu un sommeil presque continuel; la détente ne se produisant pas, la dose de chloral est diminuée, et un bain de 35° pendant deux heures est prescrit Potion avec chloral, 4 gr. 4 gr. en lavement. P. 66. T. A. 37°,2. Bromure de potassium, 6 gr. Soir, P. 70. T. A. 37°,6.

Le 25. Le bain n'a pas été supporté; le malade ne pouvant plier assez les jambes dans la baignoire a dû être remis promptement dans son lit. Néanmoins le chloral est diminué : 6 gr. en potion, pas de lavements, 4 gr. de bromure en potion. P. 64. T. A. 37°.

Du 25 au 31 septembre. Le malade continue à prendre 6 gr. de chloral et 4 de bromure; le pouls reste au-dessous de 70, la température ne dépasse pas 38 ; mais la tension des muscles reste à peu près la même; elle se modifie avec une lenteur inappréciable.

1er octobre. Il y a moins de rigidité des jambes et des pectoraux. Bain de deux heures à 35°, après lequel la température descend de 37°,6 à 37°. Le soir, il y a un certain bien-être; les bains seront continués.

Le 3. Bain de deux heures; la température descend de 37° à 33°2. Amélioration sensible : la bouche s'ouvre moins difficilement ; les bras et les jambes, la tête aussi commencent à se mouvoir légèrement.

Le 5. On diminue la dose de chloral, que l'on abaisse à 30 gr. de sirop. Le bromure sera continué à 4 gr.

Le 6. Un lavement purgatif; l'amélioration continue : l'ouverture de la bouche permet l'introduction du doigt; le malade se tourne dans son lit; il est satisfait. Il dit que dans la journée, lorsque personne ne l'aborde, il aurait moins de raideur qu'au moment de la visite.

Le 10. — L'amélioration augmente : Om... peut approcher un peu le menton du sternum. Hier il a pu avaler un peu de viande. On supprime le bromure. Un bain de deux heures sera donné.

Le 12. Nouveau bain ; la détente se produit ; et il commence à y avoir plus de mouvements possibles.

Le 14. Om... a pu se lever un peu et être assis dans un fauteuil ; cependant, le tronc et le bassin ne peuvent toujours pas se mouvoir l'un pour l'autre.

Le 16. Le ventre est plus dur que depuis deux ou trois jours. Pas de constipation. Le malade attribue cette rechute légère à ce qu'il a été exposé hier à un courant d'air.

Le 18. La bouche s'ouvre aujourd'hui largement, le ventre est encore dur, mais moins que il y a deux jours. On s'aperçoit alors qu'une hernie que le malade porte depuis 7 années (mais dont il n'avait pas parlé, et qui n'était pas sortie pendant son séjour à l'hôpital), est aujourd'hui saillante à l'orifice inguinal gauche.

Le 19. Purgation.2 selles. Détente du ventre. Om... a fait quelques pas dans la salle.

Le 20. Bain de vapeur.

Le 22. L'état est aujourd'hui le suivant. Om... se lève, fait quelques pas, remue les bras et les jambes et la tête ; mais il existe encore une certaine résistance au mouvement, il y a augmentation de la consistance des masses musculaires et le ventre est encore sensiblement plus dur qu'à l'état normal. Om... mange et mâche la viande, il dort bien et son état est très-satisfaisant.

Les jours suivants, l'amélioration se fait de plus en plus sentir. Il conserve encore un peu de raideur dans les muscles sterno-mastoïdiens, dans les masséters et les droits de l'abdomen. Mais chaque jour l'amélioration se produit. Il demande à aller à Vincennes.

OBSERVATION III (personnelle). Recueillie dans le service de M. le professeur Guyon.)

Le nommé Alexandre, né à Couteleux (Seine-Inférieure), est transporté à l'hôpital Necker, salle Saint-André, lit n° 23, dans la nuit du 24 au 25 novembre.

Cet homme est charpentier, il jouit d'une bonne constitution et dit n'avoir jamais été malade.

Jeudi dernier (22 novembre), nous dit-il, pendant qu'il travaillait et le corps tout en sueurs, il fut mouillé et prit froid. Le même jour, dans l'après-midi, il était occupé à boulonner une charpente lorsque une plaque de fer assez volumineuse lui tomba sur les reins. On le crut blessé, mais il n'y avait pas de plaie et il ne ressentait aucune douleur; il quitta néanmoins son travail et rentra chez lui se coucher.

Le lendemain 23, il éprouva de la difficulté pour ouvrir la bouche et ressentit dans le côté gauche de la poitrine une douleur assez vive. Il travaille cependant toute la journée tant bien que mal.

Le 24. Même raideur dans la mâchoire plus forte et plus douloureuse ; la douleur de côté existe comme la veille, mais les reins sont durs et ils se plient difficilement. Comme il veut encore se rendre à son travail, ses jambes fléchissent sous lui, il est obligé de rester couché. Le soir, il se sent plus mal, le cou est enraidi, il remue la tête difficilement, il ne peut s'asseoir sur son lit. C'est alors qu'il se fait transporter à l'hôpital.

Le 25 au matin, voici ce que nous observons :

Le malade a les yeux à demi-recouverts par les paupières ; la mâchoire inférieure est rapprochée et ne permet qu'un faible écartement ; les masséters sont durs. Les reins sont cambrés, les parois abdominales ont perdu leur souplesse ; les membres inférieurs et supérieurs ne présentent aucune contraction. Nous ne trouvons aucune trace de plaie à la région lombaire. Alexandre souffre des reins constamment, mais il a des paroxysmes extrêmement douloureux. La poitrine est bombée et immobilisée ; la respiration est presque uniquement diaphragmatique. La douleur de côté existe toujours, mais moins intense. T. 38 Traitement : julep chloral, 12 gr. lavement de mercuriale, bains de vapeur.

Le soir, je trouvais le malade dans une demi-somnolence; les réponses sont difficiles, mal articulées, pénibles; les yeux sont presque entièrement recouverts par les paupières ; les pupilles sont resserrées. Il mâchonne continuellement. La bouche peut s'ouvrir et permet un écartement de un ou deux centimètres. Il n'y a pas de roideur dans les muscles cervicaux. Les reins sont encore plus cambrés que le matin et ne touchent plus au lit pendant les paroxysmes qui sont réveillés par notre exploration. Les jambes et les bras sont libres. Le ventre est plus souple, mais la respiration est toujours diaphragmatique. Le malade se plaint beaucoup de cette gêne respiratoire. L'auscultation révèle de nombreux râles *sous-crépitants à droite et à gauche*; la fréquence de la respiration est normale. Il boit devant nous quelques gorgées de potion qui sont très-péniblement dégluties. Il a de la dysphagie. Le corps est inondé de sueurs. Le malade dit qu'il va mourir.

P. 105. R. 15. T. ax. 37,8.

Le 26. Al... s'est plaint toute la nuit de crampes très-douloureuses. Nous le trouvons le matin dans la stupeur, le facies est le même que la veille. Il est difficile de le faire parler, et ce qu'il dit est à peu près inintelligible. Il y a moins de raideur dans les muscles que la veille, mais l'état physique du malade est à peu près le même ; il a de la dysphagie et on trouve toujours à l'auscultation de la poitrine des râles sous-crépitants. Il a des sueurs profuses. Il urine toujours dans son lit. P. 122. R. 18. T. ax. 37,8.

Traitement. Injection de morphine. Chloral, 6 gr.

(6 du soir). Al... a dormi toute la journée, on ne lui a pas onné de chloral. Nous parvenons difficilement à le tirer de l'état de stupeur dans lequel il est plongé ; il a le délire. La roideur des muscles de la nuque et des muscles abdominaux est revenue. La poitrine est dans le même état de fixité et on trouve toujours de nombreux râles sous-crépitants dans toute la poitrine. Il n'y a plus de paroxysmes. Les masséters ne paraissent plus contractés et la bouche s'ouvre assez facilement. Les gencives et la jambe sont recouvertes de fuliginosités. Il y a de la dysphagie. Le malade urine toujours sous lui. P. 125. R. 30. T. ax. 40,6.

Le malade succombe à une heure du matin.

Réflexions. — Cette observation est curieuse à plus d'un titre et d'abord au point de vue de son étiologie ; les deux causes principales du tétanos, le froid et le traumatisme, sont ici réunies ; elles ont impressionné le système nerveux l'une après l'autre et non simultanément. Il est à remarquer en outre que nous avons affaire ici à un traumatisme tout à fait spécial, au traumatisme sans plaie. Quelle est la véritable cause? est-ce le traumatisme, est-ce la plaie? Le doute est au moins permis dans le cas qui nous occupe.

La température nous offre ici une marche tout à fait intéressante. Elle reste peu élevée dans la première phase de la maladie, bien que les contractions se manifestent sur un grand nombre de muscles; puis subitement, en un seul jour, elle atteint le chiffre de 39,8 et 40,6 et pourtant il y a moins de muscles contracturés et ceux qui le sont encore le sont moins qu'au début de la maladie ; preuve évidente que l'élévation de la température dans le tétanos n'est pas due aux contractions musculaires.

Enfin nous voyons survenir une véritable complication du côté du poumon, une congestion rapide, congestion qui pourrait, il est vrai, être primitive, le malade n'ayant pas été ausculté à son entrée dans le service.

Ce tétanos doit être rattaché aux formes rapides de l'affection et par conséquent aux formes graves. La maladie a procédé par infection, ce qui semblerait militer en faveur de l'opinion de Billroth et d'Huttenbrenner.

M. le professeur Verneuil a signalé les lésions anatomiques de ces tétanos qui constituent pour Trastour les formes dites asphyxiques.

OBSERVATION IV. Due à l'obligeance de MM. Béhier et Bouchard.
Mort. Autopsie. (Thèse de Conor.)

Le nommé Chevallier (Jean), âgé de 47 ans, ouvrier charpentier, d'une constitution assez vigoureuse, a été pris de refroidissement le vendredi ou samedi (30 ou 31 avril 1870), il ne peut au juste préciser le jour.

Le lendemain, 1er mai, il éprouva une gêne des mouvements des mâchoires ; cette gêne augmenta les jours suivants et s'accompagna de dysphagie, néanmoins il travailla jusqu'au 5 mai sans éprouver d'autres symptômes.

Dans la journée du 5 il ressentit une douleur le long de la colonne vertébrale et à la nuque ; cette douleur était continue, mais s'exaspérait par accès, revenant tous les quarts d'heure à peu près et occasionnant une raideur de tous les muscles.

Le 6 il entre à l'hôpital (salle Sainte-Jeanne, Hotel-Dieu) et à la visite du 7 on constate les phénomènes suivants : la face est anxieuse, rouge, la respiration est gênée ; dysphagie considérable ; trismus, écartement possible. mais faible des mâchoires ; c'est à peine s'il peut passer la langue. La peau est chaude, sudorale. Température 39,4 au rectum, le pouls donne 130 pulsations ; les urines émises volontairement sont fortement colorées, ne donnent rien d'anormal à l'analyse.

L'intelligence du malade est conservée, il donne facilement les détails qu'on lui demande et au moment même où on l'examine, il prévient qu'il est sous l'imminence d'un accès.

Il se met en effet à crachoter et l'on peut en même temps constater une contraction plus forte des mâchoires ; cette contraction gagne les muscles du cou et du dos, puis de l'abdomen, et l'on voit le tronc brusquement soulevé au-dessus du lit, de sorte que le malade formant un arc ne repose plus que sur l'occiput et les talons ; en même temps ses mains ont saisi convulsivement la corde attachée au ciel du lit ; en ce moment la face devient grimaçante et l'on peut se convaincre que la douleur est à son paroxisme. — Durée de la crise : deux minutes environ.

Des accès semblables se répètent tous les quarts d'heure et

dans l'intervalle il y a raideur des muscles lombaires et cervicaux, et un peu de trismus.

On administre 8 grammes de bromure de potassium incon-
tinent.

A deux heures de l'après-midi les crises sont moins violentes, la température au rectum a diminué, 38,8.

Les crises s'éloignent et surtout sont moins fortes. On lui
fait prendre 10 grammes de bromure pendant la nuit,

Le 8, le malade a bien dormi, son sommeil n'a pas été in-
terrompu par de nouveaux accès. A son réveil il éprouve des
crises, mais moins violentes et ne paraissant que toutes les
demi-heures ; il n'y a pas de pertes d'urine ni de matières fé-
cales. Pouls, 75. Temp. 38,2.

La langue est un peu blanche et humide, les mâchoires ne
s'entrouvrent pas plus facilement qu'hier. Il y a un peu moins
de difficulté dans les mouvements du cou, l'anxiété a disparu,
un certain état de bien-être lui a succédé ; temp. 38,2. — On
donne 3 potions contenant chacune 10 grammes de bromure
pour les vingt-quatre heures.

Le 8, à 2 heures du soir, l'amélioration persiste, le malade
respire assez facilement ; il entr'ouvre la bouche un peu plus
que le matin, la langue peut être tirée un peu plus loin en
dehors des arcades dentaires. La raideur persiste dans les
muscles sacro-lombaires ; ceux du cou sont moins raides ainsi
que ceux de l'abdomen.

Les accès tétaniques sont plus rares et beaucoup moins
violents ; depuis la visite du matin, le malade n'a eu que deux
accès violents qui auraient été, dit-il, provoqués par des
quintes de toux ; la langue est couverte d'un enduit saburral,
elle est humide, l'appétit commence à revenir ; la malade in-
siste pour avoir du vin pur, il parle déjà de reprendre pro-
chainement son travail, il a repris une certaine gaieté ; la
face est à peu près normale ; la peau est fraîche, un peu moite ;
le pouls régulier, large, modérément résistant, donne 65 par
minute ; Temp. 38,4.

Le 9. Dès la veille au soir, le calme avait disparu, et les
spasmes paroxystiques augmentèrent d'intensité et de fréquence ; le malade fut agité toute la nuit et ne put dormir.

Le matin, à la visite, le pouls est à 130, la peau est sudorale, des gouttelettes de sueur recouvrent le front, la face est
violacée ; les yeux demi-clos, l'expression du visage a repris

la forme sardonique, les lèvres sont baignées de salive ; la raideur des muscles du cou et du dos a beaucoup augmenté, ainsi que le trismus : c'est à peine si le malade peut prononcer quelques paroles intelligibles ; son haleine est fétide, il éprouve de grandes difficultés pour respirer ; on entend des râles dans la trachée ; la temp. rectale est à 38°,2.

Il n'a pris que 20 grammes de bromure depuis hier, on lui en donne 6 autres grammes.

Quatre heures du soir. Le malade est dans un état de raideur qui occupe tout le corps, l'adynamie est considérable ; la peau est chaude, sudorale ; la face asphyxique. Il y a 136 pulsations à l'artère radiale, 64 mouvements respiratoires ; on entend de gros râles trachéaux.

Les mouvements réflexes sont tellement exagérés que le moindre attouchement produit un paroxysme tétanique, aussi doit-on renoncer à prendre la température rectale.

Le 10. Etat tétanique presque continu s'exaspérant brusquement presque au moindre attouchement. Délire peu bruyant, paroles inintelligibles et vagues, sensées cependant çà et là ; regard vague, yeux à moitié entr'ouverts, face livide, pouls filiforme, peau froide couverte de sueurs. Par instants les muscles sont flasques, on peut alors relever et fléchir la tête ; mais bientôt après ils redeviennent tétaniques.

Au moment de la recrudescence de la raideur, la respiration devient très-gênée.

A 10 heures du matin, le malade meurt pendant un accès ; au moment de la mort, la temp. de l'aisselle est de 37°, et celle du rectum 40°,9. Depuis la veille à midi, on n'a pu recueillir les urines, le malade urinant au lit.

Urines. Les urines ont toujours été rendues volontairement jusqu'au 9 mai à midi ; à partir de ce moment jusqu'à la mort, elles ont été rendues au lit. Le malade ne prenait presque plus de potassium, depuis le 8 à 11 heures du soir. Une potion de 8 grammes qui devait être prise dans la nuit du 8 au 9 n'a pas été itouchée ; une autre avec 6 grammes, prescrite pour le 9, a été à peine entamée.

La quantité des urines recueillies a été très-peu considérable. Celles qu'on a recueillies avant le commencement du traitement, alors que la temp. était 39°,4 avaient une densité de 1.029 et contenaient beaucoup d'acide urique.

De dix heures du matin, le 8, à six heures du soir, on a

recueilli 340 grammes d'urine d'une densité de 1,028 contenant beaucoup d'acide urique et de brome.

Les urines n'ont pas été rendues involontairement tant que le malade était sous l'influence du bromure, l'incontinence a paru à la période ultime en même temps que le délire.

Nous n'avons pas voulu résumer cette observation si complète et si intéressante. Elle doit être rapprochée de nos deux premières observations. Notre sujet ne portant pas sur la question de l'anatomie pathologique, nous n'avons pas voulu y ajouter les résultats de 'autopsie (Thèse de Conor 1870).

OBSERVATION V. Résumé de l'observation du Dr Mac-Auliff, médecin de marine. Guérison. (Thèse de Conor, 1870)

Le 8 février 1862, le nommé Bourd..., matelot, surpris par une pluie abondante, se plaint le lendemain de douleurs des reins et de gêne de la mâchoire.

Le 14. La contracture s'étend aux muscles de la face et du cou.

Le 18. En rade de Saint-Paul, il présente du trismus, le corps est soulevé d'une seule pièce, la peau est chaude, il y a des sueurs abondantes, la face est colorée, les muscles sterno-mastoïdiens sont contracturés. La marche est impossible, la déglutition difficile, les urines sont abondantes. Le pouls est à 104. Ce malade a de la dyspnée.

Douleurs le long du rachis ; les mouvements réflexes sont exagérés, il a de l'insomnie.

Traitement : Diète, saignée, potion ammoniacale, 15 gr.

Le 19. Le pouls est à 120, la peau est chaude, les sueurs abondantes. Il y a une légère amélioration.

Traitement : Saignée.

Le 20. Il n'y a plus de rachialgie, les mouvements sont plus faciles, les urines sont toujours abondantes. Le pouls est mou et à 120.

Le 21. La peau est moite. Diurèse.

Prescription ammoniacale.

Le 22. Le malade va mieux, relâchement des muscles. Le

soir, il y a une légère aggravation. Le pouls est à 70, la température normale.

Le 23. Sudamina à détente, les urines ont diminué.

Le 24. Mieux évident.

Potion ammoniacale.

Les 25, 26, 27 et 28. Alimentation.

Du 5 au 10. Amélioration progressive.

Sort le 17.

OBSERVATION VI (résumé). Tétanos spontané a frigore.
(Thèse Conor, 1870.) Service de le M. Dr JOSSIC.

Le 25 février 1867, le nommé Desmets, soldat belge, revenant du Mexique, entre salle n° 3. Constitution vigoureuse, n'a jamais été malade ni blessé ; le 23 février, après refroidissement, se plaint de serrement des mâchoires ; le 25, état tétanique manifeste : trismus complet, opisthotonos, dyspnée, constipation, pouls petit (100), température (39°), sueurs froides (opium 0,25 de demi-heure en demi-heure, chloroformisation : suivie de bons effets.)

Le 26. Même état.

Le 27. Rémission.

1er mars. Aggravation ; trismus, dyspnée, coma, asphyxie, cyanose. — Mort.

CONCLUSIONS

1° Le froid est la principale cause du tétanos idiopathique.

2° La température ne s'élève pas constamment dans le tétanos. Elle peut s'élever ou rester normale.

3° Dans la grande majorité des cas, elle règle le pronostic.

4° Elle n'est due ni à l'intensité ni à l'étendue des contractions musculaires.

5° Elle n'est point non plus due aux progrès de l'asphyxie.

6° Les bains chauds à 35° sont indiqués à côté des autres médications actuellement en usage.

INDEX BIBLIOGRAPHIQUE

ACCARIAS. Thèse de Paris, 1853.

AND V. HUTTENBRENNER. Jahrb. f. kinderheilkunde VII, Jahrg 1. Revue des sciences médicales.

ARLOIN ET TRIPIER. Archives de physiologie, 1870.

BRIARD DE BEAUREGARD. Thèse de Paris, 1857.

CHARCOT. Thermométrie chez les vieillards (Gaz. hebd., 1869).

CHARCOT ET BOUCHARD. Sur les variations de température centrale qui s'observent dans certaines affections convulsives. (Société de biologie, 1865, page 112).

CHOPART. Thèse de Paris, 1876.

CONOR. Thèse de Paris, 1870.

COURAL. De la fièvre pernicieuse tétanique et du tétanos essentiel. (Thèse de Montp., 1869).

DECHAMBRE. Art. bains.

HANSEN. Dorpat. med zeit., t. V (Revue des Sciences médicales, 1875, t. V, p. 126).

HARDY ET BÉHIER. Pathologie interne.

JOURDAO. Thèse Paris 1869

KUSSMAUL. Deutsches. Arch. fur klinische medizin, II vol. (Revue des Sciences médicales).

LARDIER. Thèse de Paris, 1874.

MARTIN DE PEDRO. Nueva doctrina acerca del tetanos y de su curacione. (Union médicale, 1869).

MAC-AULIFF Thèse de Paris, 1866.

PETER. Réflexions sur un cas de rage et sur les températures ultimes, etc. (Bull de la Société médicale des hôpitaux, 1868).

RICHELOT. Thèse d'agrégation, 1875.

— Revue des Sciences médicales, octobre 1877.

SANQUER. Thèse Paris, 1869.

Société de chirurgie. 1870. Discussion sur le tétanos.

THOMAS. Considérations sur la température dans le tétanos. (Thèse Paris, 1876).

VERNEUIL. Gaz. des hôpit., 1872.

— Bulletin de la Société de chirurgie, 1873, 1874.

— Revue de Hayem, t. X, p. 403.

VULPIAN. Leçons sur la physiologie comparée du système nerveux (1866).

WUNDERLICH. Trad. Labadie-Lagrave.

YANDELL. Revue des Sciences médicales.

ZIEMSSEN. Handbuck (1875).

Paris. — A. PARENT, imprimeur de la Faculté de Médecine, rue M.-le-Prince, 29-31.